INSTRUCTION SANITAIRE

CONTRE

LE CHOLERA MORBUS,

Par le Docteur ROTH,

OFFRANT

LE RÉSULTAT DE SES EXPÉRIENCES

EN HONGRIE.

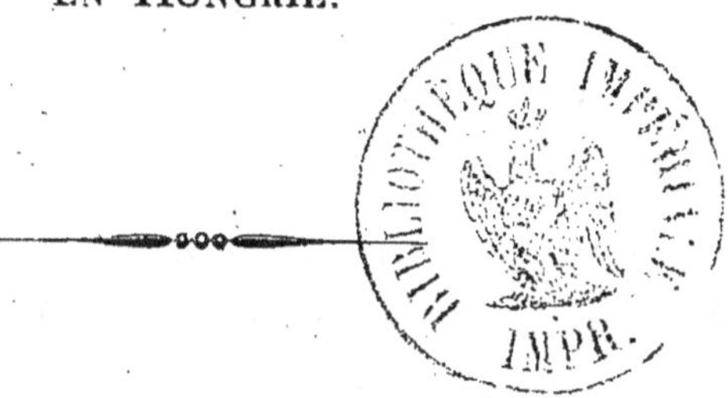

PARIS,

IMPRIMERIE DE FIRMIN DIDOT FRÈRES,

RUE JACOB, N° 24.

1832.

INSTRUCTION SANITAIRE

CONTRE

LE CHOLÉRA-MORBUS.

Pour répondre au désir de plusieurs médecins distingués de la capitale, je viens commu-
niquer au public ma manière de traiter le
choléra. Je ne ferai que donner fidèlement le
résultat de mes expériences, en désirant que le
succès de ma méthode soit ici aussi satisfaisant
qu'il l'a été en Hongrie ma patrie, où j'ai eu
le bonheur de sauver un nombre considérable
de malades.

Sans vouloir donner une description tout-
à-fait détaillée des symptômes du choléra, qui,
au reste, sont maintenant assez connus des
médecins, je crois cependant nécessaire de
faire quelques remarques sur l'ordre et la
marche que suivent ces symptômes, puisque
c'est sur cette marche que je base le traitement de cette cruelle maladie.

Le choléra est une maladie qui, ordinairement (à très-peu de cas d'exception près), après des symptômes précurseurs de malaise, commence par *le dévoiement, par le vomissement, par le dévoiement et le vomissement à la fois*, ou, dans l'absence de ces accidents, par des *spasmes subits*.

Il est facile, d'après cela, de comprendre que cette maladie, offrant un grand nombre de variétés, il serait insensé de vouloir lui trouver un remède universel. Il est réellement très-rare de rencontrer deux cas de choléra tout-à-fait semblables. Exiger donc de la médecine un seul et même remède applicable et salutaire à tous les cas serait une absurde prétention; l'ignorance et le charlatanisme oseraient seuls en flatter la crédulité.

I. *Choléra avec diarrhée* (diarrhæa Cholerica).

Des évacuations aqueuses, muqueuses, jamais féculentes, rarement sanguines, caractérisent la maladie sous cette forme. Ces évacuations se renouvellent toutes les cinq à dix minutes, et affaiblissent tellement le malade qu'il meurt au bout de douze heures, s'il reste privé des secours du médecin. Les vomissements, dans ce cas, n'ont jamais lieu. Les spasmes ne se montrent que chez les individus d'une grande sensibilité, ou vers la cessation de la vie. Toutes les parties solides deviennent flasques et flétries. Les cadavres passent rapidement à l'état de putréfaction, et ne sont jamais roides comme dans les autres formes de Choléra. C'est contre cette espèce de Choléra que je recommande particulièrement la *racine de Colombo.* Sur cinquante individus auxquels je l'ai administrée, trois seulement n'en ont pas éprouvé l'effet salutaire. Je ne puis décider si c'est par inefficacité du remède ou par indocilité du malade. La manière la plus sûre de l'employer est en poudre.

R Racine de Colombo,   gr. 3 — 6

Opium pur,   gr. 1/4—1/2

Oleo sacchar de menthe poivrée   gr. 15.

Réduisez en poudre pour une dose.

Selon le degré de la maladie, on donne une poudre toutes les heures, toutes les deux, toutes les trois heures.

Le régime diététique convenable sera naturellement prescrit par le médecin.

II. *Choléra avec vomissement et diarrhée.*

(Cholera proprie sic dicta asiatica.)

Les symptômes précurseurs de cette espèce de Choléra sont le malaise général, le mal de tête qui s'étend sur toute l'étendue du crâne, une pesanteur, une pression dans la région de l'estomac, tension de l'abdomen qui ne s'affaisse qu'avec l'abandon des forces, ou qui est fortement retirée par de violents spasmes, comme dans la colique de plomb. Après cela, viennent le vomissement, le dévoiement, les spasmes des extrémités, le hoquet avec tous les symptômes connus du Choléra, avec la seule différence que chez un individu il y a tel symptôme, chez un autre tel autre qui prédomine.

Il est de la plus grande importance, pour obtenir une guérison certaine, de demander des secours le plus promptement possible, de se coucher de suite, et en attendant l'arrivée du médecin de prendre quelques tasses d'infusion chaude de mélisse, de menthe, de camomille, ou à défaut quelques tasses d'eau chaude. On appliquera sur le ventre et sur les extrémités des sachets remplis de cendre, de son, de seigle ou de froment, ou de sablé bien chauds; on réchauffera les pieds et les mains par des bouteilles ou des cruches remplies d'eau bouillante; on couvrira le malade de lits de plumes; on aura grand soin de changer promptement les appareils refroidis; en un mot, on tâchera de provoquer le plus tôt possible une abondante transpiration. Si la maladie n'a fait que commencer, le malade se sentira bientôt soulagé; la pesanteur dans l'estomac, les borborygmes, les tranchées, la soif ardente, même les crampes à leur début se calment et cessent; alors se montre une sueur bienfaisante et décisive pour la guérison, et qu'on cherchera à entretenir le plus long-temps possible pendant 5 à 6 heures; le malade est convalescent.

Si le médecin trouve que la peau se ranime, qu'elle devient moite et chaude sans que cependant la transpiration s'établisse, il emploiera la formule suivante :

R. Acétate d'ammoniaque   3 onces.
   Vin stibié de Huxham,   1/2 once.
   Laudanum de Sydenham,   2 scrupules.
   Éther sulfurique,   1 gros.

J'ai employé cette formule, proposée par le docteur Tilésius, naturaliste de l'expédition de Krusenstern autour du globe, avec un succès si marqué, qu'une seule cuillerée prise dans une infusion chaude d'heure en heure a produit la sueur la plus efficace.

Outre ce traitement, une saignée faite au commencement de la maladie sur des individus jeunes, forts et pléthoriques, est un remède essentiel et nécessaire. Dans ce cas, une saignée de 8 à 16 onces relâche non-seulement les parties tendues et roides, rend la circulation plus libre, mais favorise la transpiration, la sécrétion et l'excrétion de l'urine (qui ne coule pas dans le choléra), empêche la stagnation des humeurs, et calme les spasmes.

S'il y a des indices de crampes, on aura recours à la poudre suivante :

R. Opium pur,   1/2 grain.
    Camphre,   1 grain.
    Racine d'ipécacuana,   2 grains.
    Sucre blanc,   12 grains.

Réduisez en poudre. S : à prendre dans une infusion chaude.

Quand tout ce qui a été indiqué jusqu'à présent n'amène pas de soulagement, que l'état du malade empire ; quand les premiers momens si précieux se sont passés inactivement et inutilement ; quand la maladie a commencé de suite par un violent et pénible vomissement sans spasmes qui n'a nullement soulagé le malade ; quand des envies de vomir continuelles, pénibles et infructueuses le tourmentent, ou que le vomissement cesse avant d'être suffisant, et que des spasmes commencent à s'emparer du corps, alors les vomitifs sont indiqués. Le vomissement en enlevant les matières et les sucs gastriques corrompus, fraie le chemin aux autres médicaments ; il favorise l'action de la peau, résout les spasmes de la peau, et agit d'une manière antagoniste en excitant l'activité de l'estomac et de la partie supérieure du canal intestinal.

Les accidents les plus graves disparaissent souvent et promptement après un vomitif. Cependant il ne faudrait pas négliger les contre-indications données par une congestion sanguine vers la tête ou par la présence d'une hernie, etc., etc.

Le vomitif le plus efficace est l'*ipécacuana* pris à la dose d'un scrupule. Pour faciliter le vomissement, on fera boire de l'eau tiède, à laquelle, pour des individus très-robustes, on pourra ajouter un peu de sel de cuisine. Si une grande envie de vomir se manisfestait par des éructations fréquentes, et qu'on n'eût pas de suite un vomitif sous la main, une forte dissolution de sel de cuisine dans de l'eau chaude sera un excellent vomitif, et suffira quelquefois seul à la guérison d'un faible degré de la maladie. Si l'état du malade a empiré, si les symptômes du second période viennent à prédominer, si la face devient d'un jaune-brun, terreuse ou bleuâtre-hypocratique ; si la bouche reste à demi ouverte, si les lèvres et la langue sont froides ; si la voix est altérée, la respiration gênée ; s'il y a une sensation de brûlure dans la région épigastrique, si les crampes se propagent des orteils à la poitrine ; si le vomissement continue avec une violence égale et cesse périodiquement ; si les médicaments employés antérieurement n'ont produit aucun résultat salutaire, ou si les secours de l'art ont été demandés trop tard, alors il faut employer le *ratanhia*, remède auquel je dois la vie de beaucoup de cholériques. Le docteur Zachar en Gallicie, le docteur Beer à Sanok, le docteur Rohrer à l'hôpital de Lemberg, et plusieurs autres médecins hongrois rendent le même hommage à ce remède énergique.

R. Teinture de ratanhia, 2 gros.

Eau de laurier cerise, 1 gros.

Laudanum de Sydenham, un scrupule.

S : à prendre 5—15 gouttes toutes les 5 à 10 minutes.

Nota. La teinture de ratanhia doit être préparée avec l'éther sulfurique.

Si l'irritabilité de l'estomac est portée à un tel point que tout ce qui a été pris à doses réitérées est rejeté à l'instant, on emploiera le musc avec l'élixir vitriolique de Mynsicht (teinture aromatique avec l'acide sulfurique). On prendra une cuillerée d'infusion très-chaude, on y versera 40 à 50 gouttes de la teinture, à laquelle on ajoutera un grain de poudre de musc.

Dans les hoquets très-violents, les fleurs de zinc unies au quinine ont produit les meilleurs effets. On pratiquera en même temps sur la région précordiale quelques frictions avec de l'*éther acétique camphré.*

Contre les crampes et le froid des extrémités, on fera des frictions avec des morceaux de laine on des brosses imprégnées d'un mélange d'eau-de-vie chaude et de fort vinaigre, auquel on ajoutera un peu de poudre de cantharides, de farine de moutarde ou de poivre. Plusieurs personnes frotteront continuellement et en même temps le malade jusqu'à ce que la chaleur et la vie reviennent aux membres refroidis et que les crampes cessent. On aura bien soin de ne faire ces frictions que sous une couverture chaude ; on recommandera aux gardes-malades de la persévérance, de la douceur dans ces frictions, qui doivent être continuées d'une manière égale, continue et sans brusquerie, jusqu'à ce que la chaleur et la vie soient revenues dans les membres glacés.

Si le froid glacial des extrémités va en augmentant, si le pouls disparaît, si la peau perd toute la force vitale, qu'elle devienne comme un parchemin ou qu'elle se couvre d'une sueur froide, et si le malade gît épuisé par les vomissements et les évacuations, il faut alors obéir à l'instinct du patient. S'il se plaint de la soif qui le tourmente, qu'on lui donne quelques cuillerées d'eau froide, et s'il ne survient point de nouveaux vomissements, qu'on lui donne à boire tant qu'il voudra. L'eau est dans ce cas un vrai soulagement et un remède efficace. Souvent le malade reste comme plongé dans une torpeur comateuse, et n'articule que quelques mots pour demander quelques gouttes de vin. Qu'on se garde de lui en refuser, qu'on lui donne, au contraire, bien lentement quelques gouttes de vin rouge chaud, auquel on aura mélangé un peu de cannelle, et, dans les proportions d'usage, un peu de musc. Souvent le malade, déjà presque abandonné, bénira bientôt la main qui lui a présenté la liqueur salutaire.

III. *Choléra avec vomissements bilieux* (Cholera biliosa).

Il est de nature sporadique et sera promptement guéri par un vomitif ou purgatif léger.

IV. *Choléra sec* (Cholera sicca).

Dans les cas où le malade, après de vains efforts pour vomir, est subitement saisi de crampes, où son nombril est rentré et enfoncé, qu'accablé de douleur, il replie ses genoux jusqu'à la poitrine, qu'il crie et gémit; quand l'ipécacuana qu'on lui administre ne fait plus du tout, ou ne produit qu'imparfaitement son effet, que les crampes augmentent continuellement, que la figure devient bleuâtre, que la poitrine est oppressée, que la respiration devient de plus en plus pénible, que la voix s'éteint, que les yeux deviennent ternes, il faut alors, sans perdre de temps, appliquer sur le ventre, depuis les parties génitales jusqu'au thorax, des cataplasmes bien chauds faits de farine de moutarde et de vinaigre. Pour leur donner encore plus de force, on y ajoute du raifort (rad. armorac.).

Il faut aussi, sans perdre de temps, administrer des frictions sur les extrémités. Si de suite on n'aperçoit pas des effets manifestement salutaires, il faut le plus promptement possible mettre le malade dans un bain alcalin très-chaud, dans lequel on jettera un peu de chaux vive.

On couvrira ensuite soigneusement le malade dans sa baignoire jusqu'au cou, de manière que la tête reste libre. Bientôt on verra les heureux résultats des soins qu'on aura donnés. La roideur des membres diminue, la peau se ramollit et reprend son élasticité; la fixité du regard se dissipe, l'œil redevient clair et transparent, et le malheureux, arraché à la mort, renaît bientôt à une nouvelle vie.

Paris, le 5 avril 1832.

Dʳ ROTH.

IMPRIMERIE DE FIRMIN DIDOT FRÈRES,

RUE JACOB, Nº 24